Docteur P. LEMOINE

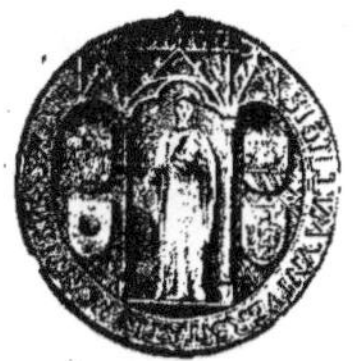

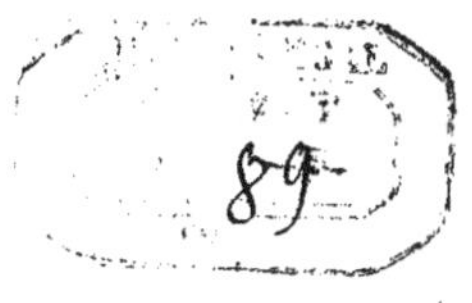

Des Hémorragies Intrapéritonéales

Au cours des Fribomes utérins

MONTPELLIER
G. FIRMIN, MONTANE ET SICARDI

DES

HÉMORRAGIES INTRAPÉRITONÉALES

AU COURS DES FIBROMES UTÉRINS

PAR

Le Docteur LEMOINE
ANCIEN EXTERNE DES HOPITAUX DE LYON
ANCIEN CHEF DE LABORATOIRE A LA FACULTÉ

MONTPELLIER
IMPRIMERIE FIRMIN, MONTANE ET SICARDI
Rue Ferdinand-Fabre et quai du Verdanson

1907

PERSONNEL DE LA FACULTÉ

MM. MAIRET (✻) . . . . DOYEN
SARDA . . . . ASSESSEUR

Professeurs

Clinique médicale	MM. GRASSET (✻)
Clinique chirurgicale	TEDENAT.
Thérapeutique et matière médicale. . . .	HAMELIN (✻)
Clinique médicale	CARRIEU.
Clinique des maladies mentales et nerv.	MAIRET (✻).
Physique médicale.	IMBERT.
Botanique et hist. nat. méd.	GRANEL.
Clinique chirurgicale.	FORGUE (✻).
Clinique ophtalmologique.	TRUC (✻).
Chimie médicale.	VILLE.
Physiologie.	HEDON.
Histologie	VIALLETON
Pathologie interne	DUCAMP.
Anatomie.	GILIS.
Opérations et appareils	ESTOR.
Microbiologie	RODET.
Médecine légale et toxicologie	SARDA.
Clinique des maladies des enfants	BAUMEL.
Anatomie pathologique	BOSC.
Hygiène.	BERTIN-SANS.
Clinique obstétricale.	VALLOIS.

Professeurs adjoints : MM. RAUZIER, DE ROUVILLE
Doyen honoraire : M. VIALLETON.
Professeurs honoraires :
MM. E. BERTIN-SANS (✻), GRYNFELTT
M. H. GOT, *Secrétaire honoraire*

Chargés de Cours complémentaires

Clinique ann. des mal. syphil. et cutanées	MM. VEDEL, agrégé.
Clinique annexe des mal. des vieillards. .	RAUZIER, prof. adjoint
Pathologie externe	SOUBEIRAN, agrégé
Pathologie générale	N...
Clinique gynécologique.	DE ROUVILLE, prof. adj.
Accouchements.	PUECH, agrégé lib.
Clinique des maladies des voies urinaires	JEANBRAU, agr.
Clinique d'oto-rhino-laryngologie	MOURET, agr. libre.

Agrégés en exercice

MM. GALAVIELLE	MM. JEANBRAU	MM. GAGNIERE
RAYMOND (✻)	POUJOL	GRYNFELTT ED.
VIRES	SOUBEIRAN	LAPEYRE
VEDEL	GUERIN	

M. IZARD, *secrétaire*.

Examinateurs de la Thèse

MM. TÉDENAT, *président*.	MM. VIRES, *agrégé*.
DE ROUVILLE, *profes.-adj.*	SOUBEIRAN, *agrégé*.

La Faculté de Médecine de Montpellier déclare que les opinions émises dans les Dissertations qui lui sont présentées doivent être considérées comme propres à leur auteur; qu'elle n'entend leur donner ni approbation, ni improbation.

A MON PÈRE ET A MA MÈRE

A MES PARENTS

P. LEMOINE.

A MES MAITRES

A MES AMIS

P. LEMOINE.

AVANT-PROPOS

Avant d'entreprendre l'exposé de ce travail, il nous est agréable d'adresser à tous nos Maîtres Lyonnais et Montpelliérains, l'expression de notre gratitude et de notre reconnaissance.

Nous devons, tout d'abord, rendre un respectueux hommage à la mémoire de celui qui fut notre premier guide dans la science médicale, M. le Professeur Ollier.

A la Faculté des Sciences, nous conservons le meilleur souvenir de M. le Professeur Barbier, sous la direction duquel nous avons travaillé pendant deux ans.

A nos chefs de service dans les hôpitaux, MM. les Professeurs-Agrégés Rochet, Vallas, Tixier, Roque, Mollard, nous tenons à adresser ici tous nos remerciements, pour les marques d'estime qu'ils nous ont témoignées, et les sages conseils qu'ils nous ont prodigués constamment.

Nous tenons à remercier d'une manière toute spéciale, M. le Professeur Tessier, professeur de clinique médicale, et M. Mollard, médecin des hôpitaux, de la sympathie qu'ils ont eue pour nous et du dévouement dont ils ont fait preuve, à notre égard, dans de bien pénibles circonstances.

Que ces maîtres éminents veuillent bien agréer l'assurance de notre vive reconnaissance et recevoir nos plus respectueux hommages.

Nous remercions également M. le Professeur Bondet,

professeur de clinique, M. le Professeur Morat, M. le Professeur-agrégé Chandelux, de leur bienveillante amitié.

A la Faculté de Montpellier, nous avons été touché de la bienveillance avec laquelle M. le Professeur Tédenat nous a accueilli. Il nous fait le grand honneur d'accepter la présidence de cette thèse, dont il nous a fourni le sujet.

Que M. le Professeur Truc, professeur de clinique ophtalmologique reçoive l'expression de notre gratitude pour l'intérêt qu'il a bien voulu nous témoigner et pour l'empressement avec lequel il nous a accepté dans son service.

Nous sommes persuadé que nous tirerons le plus grand profit des excellentes leçons de ce maître éminent.

Nous remercions M. le professeur de Rouville et MM. les professeurs-agrégés Soubeiran et Vires de l'honneur qu'ils nous font en voulant bien accepter de faire partie du jury de notre thèse.

INTRODUCTION

L'abondance des hémorragies, au cours des fibromes, est sujette à de grandes variations.

Parfois presque complètement absentes, coïncidant avec l'époque menstruelle, elles n'attirent que fort peu l'attention de la malade, dont l'état général reste longtemps excellent.

Assez souvent, par suite de leur abondance ou de leur répétition, elles arrivent à produire un état d'anémie extrêmement prononcé qui compromet gravement la santé. Enfin, il est des cas, très rares heureusement, où des fibromes, qui n'ont déterminé jusqu'alors que des pertes insignifiantes, se traduisent un beau jour par une hémorragie subite et d'une abondance telle que la mort peut survenir en quelques heures.

Si le fibrome est sous-muqueux, l'hémorragie est externe, on la constate facilement.

Mais si le fibrome est à développement abdominal, le sang s'épanchera dans la cavité péritonéale et l'on aura alors tous les signes de l'hémorragie interne.

Actuellement on ne veut voir comme seules causes de cette hémorragie que la rupture d'une grossesse ectopique ou un avortement tubaire.

Toutes les autres hypothèses émises pour expliquer un épanchement sanguin constitué rapidement dans le péritoine ont été complètement abandonnées, et « toute observation non conforme à la théorie actuelle est tenue pour suspecte » (1).

Or, s'il est exact que la grossesse extra-utérine est le plus souvent en cause, ce n'est pas une raison suffisante pour nier tout autre mécanisme. Nous rapporterons à ce sujet quelques observations tout à fait probantes où la source de l'hémorragie réside, sans conteste, dans la rupture d'une veine située à la surface d'un fibrome à développement abdominal.

Dans ce travail, nous chercherons donc, en nous servant de faits cliniques précis à établir l'existence de telles hémorragies.

Nous essayerons d'étudier leur fréquence et d'expliquer leur pathogénie en nous basant sur les caractères spéciaux de la circulation utérine et sur les données de l'anatomie pathologique ; puis nous passerons à leur symptomatologie et à leur diagnostic, peu différents de ceux de la rupture d'une grossesse ectopique. Enfin nous dirons quelques mots de leur traitement, qui n'offre du reste rien de bien particulier.

---

(1) Perrier. — Thèse, Lyon.

DES

HÉMORRAGIES INTRAPÉRITONÉALES

AU COURS DES FIBROMES UTÉRINS

HISTORIQUE

Par leur extrême gravité, par la difficulté de leur diagnostic, par leur pathogénie encore fort obscure, les hémorragies intra-péritonéales, au cours des fibromes, sont une des questions qui méritent d'attirer tout spécialement l'attention du chirurgien. Cependant, malgré l'intérêt de cette étude, cette variété d'hémorragie est encore fort mal connue.

Les auteurs classiques n'en font pas même mention : ni Pozzi (1) en France, ni Veit en Allemagne (2), ni Sneguireff en Russie (3), ni Lawson Tait en Angleterre (4) n'en signalent l'existence dans leurs Traités de gynécologie.

Schauta (5) est le seul qui, tout en constatant que les épan-

(1) Pozzi. — Traité de Gynécologie.

(2) Veit. — Handbuch der Gynäkologie.

(3) Sneguireff. — Des hémorragies de l'utérus.

(4) Lawson Tait. — Traité clinique des maladies des femmes.

(5) Schauta. — Lehrbuch der gesamten Gynäkologie 1896.

chements de sang survenant dans les cas de fibromes proviennent rarement de la tumeur elle-même, admet cependant qu'il peut se produire des ulcérations de la couche superficielle intéressant la gaine vasculaire des veines et des sinus et provoquant ainsi des hémorragies graves rapidement mortelles.

La rareté de ces lésions n'enlève aucun intérêt à leur étude, car la possibilité d'une complication aussi dangereuse vient singulièrement assombrir le pronostic habituellement bénin des fibromes.

Les quelques observations publiées sont éparses çà et là dans la littérature médicale, et c'est avec peine que nous avons pu arriver à en réunir une quinzaine de cas.

Rokitansky est le premier qui ait parlé d'hémorragie intra-péritonéale au cours d'un fibrome.

En 1882, Laroyenne et Soller attirèrent l'attention de la Société des sciences médicales de Lyon sur 3 cas observés en quelques semaines à la Clinique gynécologique, mais leur communication fut vite oubliée.

Dans son article sur l'Hématocèle périutérine du Dictionnaire encyclopédique des sciences médcales (1886), M. le professeur Poncet rappelle la communication de Laroyenne et Soller et ajoute qu'il a observé lui aussi deux fois un fibrome accompagné d'hématocèle.

Péan rapporte un cas d'hématocèle un peu différent des nôtres, mais intéressant cependant à relater. Il faut arriver ensuite en 1897 pour rencontrer un nouveau cas publié dans la *Normandie médicale* par le docteur Albert Martin, professeur de clinique obstétricale à l'Ecole de Médecine de Rouen.

Puis M. Pollosson publie en 1904 deux observations nouvelles qui servent de point de départ à la thèse de Perrier, le premier travail d'ensemble sur la question. Perrier relate les observations de Laroyenne et Soler, de Martin et de Pollosson, soit 6 cas, dont deux seulement ont été suivis de laparotomie.

Dans son excellente thèse (1), Pellanda range l'hémorragie interne au cours des fibromes parmi les causes possibles de mort et rapporte une observation inédite de Gauthier.

Dans ces dernières années nous avons trouvé quatre nouveaux cas bien caractéristiques : celui de Gusserow et Zweifel, où la tumeur est compliquée de grossesse normale, ceux de Stein, de Steinbüchel et de Clarke.

Enfin, M. le professeur Tédenat a observé dans son service de l'Hôpital Suburbain deux cas analogues qu'il a bien voulu nous communiquer pour servir à la rédaction de notre travail.

C'est en nous basant sur les observations ci-dessus relatées que nous allons entreprendre l'étude de l'hémorragie intra-péritonéale au cours des fibromes.

---

(1) Pellanda, thèse Lyon, 1904.

OBSERVATIONS

Avant de passer à l'étude proprement dite de notre sujet, nous pensons qu'il est préférable de rapporter de suite les différentes observations que nous avons pu recueillir. Cette manière de faire nous permet d'établir d'une manière indubitable l'existence des hémorragies internes dues aux fibromes en la basant sur des faits cliniques précis ; elle nous permet également de donner de cette grave complication une idée générale.

Toutes ces observations n'ont pas la même valeur démonstrative. Si le plus souvent on a pu se rendre compte, *de visu*, de la nature des lésions, il est malheureusement quelques cas où le diagnostic, quoique fort probable, manque cependant de vérification opératoire ou nécropsique.

Nous citerons d'abord les deux observations que M. le professeur Tédenat a bien voulu nous communiquer, puis les autres observations en plaçant en tête les plus complètes et les plus probantes.

Observation Première

(Professeur Tédenat.)

Myome utérin de 2.900 gr. Masse pédiculée du volume des deux poings, à gros sinus veineux. Hémorragies intra-péritonéales répétées, surtout abondantes lors des périodes menstruelles. Hystérectomie subtotale. Guérison.

Mad. Vid..., 35 ans, est adressée à M. le professeur Tédenat par M. le docteur Raymond (d'Azille), le 10 novembre 1904.

Femme robuste, fortement constituée. Réglée à 12 ans toujours régulièrement, pendant 3 ou 4 jours et en quantité moyenne, sans leucorrhée, sans douleurs.

Mariée à 21 ans. Accouchement à 23 ans. Suites de couches normales.

Depuis un an les règles sont un peu plus abondantes et durent un ou deux jours de plus qu'antérieurement. Pas d'hémorragies intermenstruelles.

Depuis cinq ou six mois, sans que les pertes menstruelles soient ni plus longues, ni plus abondantes, la *malade éprouve à chaque époque quelques douleurs dans le ventre et la région sacrée, pâlit, s'anémie.*

En août dernier, à Cauterets, la menstruation s'est accompagnée de douleurs assez vives et d'une vraie anémie aiguë. En septembre et octobre, il en a été de même, bien que la perte externe n'ait été ni plus longue, ni plus abondante.

Le 12 novembre M. Tédenat note : pâleur accentuée, pouls rapide, 90, 100 ; faiblesse générale, amaigrissement notable.

Myome arrondi, arrivant à deux travers de doigt au-dessous de l'ombilic : tumeur large, dure, avec une masse du volume des deux poings, distendant le cul-de-sac postérieur et comme noyée dans un exsudat mollasse, indolore à la pression.

14 novembre. — Règles qui durent 3 jours, peu abondantes et sans caillots, avec douleurs dans tout le bas-ventre.

Augmentation de l'exsudat qui distend le Douglas. Poussée d'anémie avec vertiges quand la malade essaie de s'asseoir ; bourdonnements d'oreilles, nausées. Injection de 500 grammes de sérum le 16, le 17, le 18.

Y a-t-il hémorragie interne ? M. Tédenat s'arrête à cette idée, la perte extérieure n'expliquant pas les poussées aiguës d'anémie. Injection quotidienne de 500 grammes de sérum contenant 5 milligrammes de sulfate de strychnine, et malgré l'état très affaibli de la malade l'hystérectomie subtotale est pratiquée le 21 novembre.

La tumeur est facilement attirée hors du ventre, et à la masse principale est reliée par un pédicule long de 3 centimètres et du volume du pouce, un bloc du volume de deux poings qui sort enveloppé de caillots sanguins gris jaunes. Après terminaison de l'amputation de l'utérus et des annexes, M. Tédenat enlève du Douglas au moins trois litres de caillots noirâtres entourés d'adhérences filamenteuses et quelques caillots grisâtres.

Le ventre est refermé comme à l'ordinaire sans drainage. Guérison sans la moindre complication. La malade quitta la clinique le 25 décembre. Son anémie avait grandement diminué ; plus de douleurs, bon appétit, forces revenues. Revue en mai 1905, sa santé générale était parfaite.

Examen de la pièce (1). — La masse totale était constituée par un fibrome diffus du poids de 2.900 grammes, développé aux dépens de la moitié postéro-supérieure de l'utérus ; à

(1) Voir l'examen plus détaillé de la pièce à la page 40.
Voir le schéma n° 1.

cette masse était reliée par un pédicule du volume du pouce et long de 3 centimètres un bloc noduleux très dur. A la surface de la masse principale et surtout du noyau accessoire, on voyait de gros sinus veineux dont un, situé à la partie postérieure de la tumeur, était *percé de menus orifices par où se faisait l'hémorragie.*

Observation II

(Professeur Tédenat.)

Myome utérin du poids de 3.200 gr. Pyosalpynx droit et appendicite. Hémorragies intra-péritonéales. Hystérectomie totale. Guérison.

Mme B..., 34 ans, est adressée à M. le professeur Tédenat par le docteur Boissier (d'Alais).

Femme forte, grasse, sans maladie antérieure. Réglée à 13 ans toujours régulièrement (3-4 jours). Mariée à 25 ans ; jamais de grossesse. Depuis 5 ans, hémorragies abondantes avec caillots, durant de 8 à 10 jours. Il y a 2 ans, poussée de pelvi-péritonite aiguë avec douleurs vives, vomissements. Depuis lors, douleurs lombo-abdominales plus vives dans la fosse iliaque droite. Depuis cinq ou six mois, la malade souffre beaucoup plus lors de ses règles toujours abondantes et s'anémie.

10 novembre 1903. — Malade est pâle, constipée. Cœur, poumon en bon état, mais pouls rapide à 90.

L'exploration combinée montre : gros myome remplissant tout le pelvis, remontant à l'ombilic. Pression douloureuse dans le cul-de-sac droit.

16 novembre 1903. — Laparotomie. La tumeur est péniblement désenclavée. Avec elle vient un pyosalpinx droit du volume d'un œuf de poule auquel adhère l'appendice. Dans le Douglas, au milieu d'adhérences, masse sanguine

ayant l'aspect de raisiné, du volume de deux litres, avec quelques caillots plus secs et plus décolorés. Amputation totale de l'utérus. Ablation de l'appendice.

Guérison sans incident. La malade quitta la clinique de M. Tédenat le 18 décembre 1903 et se porte très bien.

Examen des pièces. — La tumeur est un fibro-myome dur pesant 3.200 grammes. A sa partie postérieure, grosse saillie du volume des deux poings, très dure, sessile, portant plusieurs mamelons du volume d'une noisette, d'une noix. Cette masse mamelonnée est sillonnée de larges sinus veineux ; c'est au niveau des adhérences du pyosalpinx avec elle qu'on *trouve un sinus érodé qui a fourni les hémorragies intrapéritonéales.*

Observation III

A. Stein. (Monatsschrift für Geburtshulfe und Gynäkologie.) (1)

(Résumée.)

E. B..., 49 ans, entre le 13 mars 1905 à la clinique dans un état syncopal. Bonne santé antérieure ; a eu 3 accouchements normaux. Règles toujours régulières, toutefois les deux dernières époques ont été légèrement douloureuses. Ni ménorragies, ni métrorragies. La malade a éprouvé il y a 4 à 6 semaines des douleurs sourdes dans la partie inférieure de l'abdomen. Dans la soirée du 12 au 13 mars, après avoir terminé son travail habituel, elle éprouva soudain dans l'hypochondre et les fosses iliaques une douleur brûlante, lancinante qui l'obligea à se mettre au lit. Après un effort pour

---

(1) A. Stein. — Uber tödliche intraperitoneale Blutungen bei Uterusmyom in Monatsschr. f. Geburtsch Gynäk. Berlin 1905. S. 687.

se lever elle perdit connaissance. Le médecin appelé aussitôt constate tous les symptômes d'une hémorragie interne. Pouls petit, à peine perceptible, nez et extrémités froides ; à la palpation profonde, collection fluctuante dans l'abdomen et à droite de l'utérus, tumeur dure de la grosseur d'un poing. On pratique des injections de sérum et d'huile camphrée et on conseille une opération immédiate.

Par suite de circonstances extra-médicales, la malade ne peut entrer à l'hôpital que 24 heures après le début des accidents. On trouve les symptômes suivants :

La malade est pâle, presque exsangue et hors d'état de répondre aux questions.

Pouls filiforme, 108. Température, 36°9.

Pas de vomissements. Sensibilité conservée.

A l'examen on constate que les parois abdominales sont relâchées et douloureuses au contact ; au-dessus de l'arcade crurale droite, on sent distinctement une tumeur lisse, molle, mobilisable qui plonge dans le bassin. Douleur à la pression dans les flancs.

Le toucher vaginal indique que l'on a affaire à une multipare ; le vagin, large et lisse, ne contient pas de sang. Utérus de grosseur normale, se continuant sans limites précises avec une tumeur molle, de la grosseur d'un poing, mobile et située à droite de la matrice. Les annexes sont perçues à gauche, mais pas à droite. Les culs-de-sac sont libres.

Malgré l'âge avancé on pense à une grossesse tubaire et l'on se décide à une intervention immédiate.

A l'ouverture de la cavité abdominale il s'écoule un sang noir et liquide et l'on aperçoit, fixés au fond de l'utérus, deux noyaux myomateux situés l'un au-dessus de l'autre, de consistance molle, de coloration violacée et sillonnés de fortes veines. *A l'une de ces veines une déchirure béante de* 3 à 4 *millimètres* Trompes et ovaires sont libres des deux côtés. Caillots dans le Douglas. On prolonge l'incision pour examiner l'épiploon, le foie, etc., mais on ne peut trouver, ni là, ni ailleurs, aucune autre cause de l'hémorragie. Hystérectomie supravaginale.

Quatorze heures après l'opération le pouls devient de nouveau petit (120), la respiration fréquente (46). Vingt-quatre heures après, température 39°, pouls 130, respiration 50.

Malgré tous les soins la mort arrive le 15 au matin, 40 heures après l'opération.

Résultat de l'autopsie. — Hémorragie abondante dans la cavité péritonéale ; pour en rechercher la source, on injecte sans résultat de l'eau dans l'aorte. Anémie des organes internes (emphysème, bronchite, myocardite, périsplénite, périhépatite).

La tumeur est formée de deux noyaux myomateux superposés, de la grosseur du poing, attenant à la partie droite du fond de l'utérus. *Veines superficielles ectasiées ; l'une d'elles présente au sommet de la tumeur une déchirure de 4 à 5 millimètres.*

Le fibro-myome est de consistance molle.

A l'examen microscopique le tissu myomateux paraît normal, mais les vaisseaux sanguins et lymphatiques sont nombreux et dilatés. Partout on constate des phénomènes de stase et par places de l'œdème consécutif ; aucune altération des parois veineuses et coloration normale des fibres élastiques.

Observation IV

Clarke (Lancet) (1)

(Résumé de l'observation.)

X..., célibataire, âgée de 48 ans. Bonne santé antérieure. Fut prise subitement, dans l'après-midi du 18 novembre, d'une violente douleur abdominale impossible à localiser exactement. Sueurs profuses. Vomissements presque immédiats. Collapsus. Abdomen sensible à la palpation et météorisé. Disparition de la matité hépatique ; la sonorité remonte presque jusqu'à la hauteur du sein. Les anses intestinales distendues se devinent à travers la paroi.

Aucun aliment n'a été pris depuis le début des phénomènes. Pouls petit (80), température 35°5. On diagnostique : perforation de l'estomac ou de l'intestin et on se décide à pratiquer une laparotomie d'urgence. Notons que la malade avait déjà été traitée pour un fibrome, mais on ne voyait pas quelle relation pouvait exister entre la tumeur et les accidents actuels.

Incision sous-ombilicale et légèrement à droite de la ligne médiane. Estomac très distendu, pas de matières dans le péritoine, pas de perforation. La main, enfoncée dans la partie inférieure de l'abdomen, perçoit une masse dure, résistante, qui semble plonger dans le petit bassin. On prolonge l'incision et on aperçoit un énorme fibrome sous-péritonéal développé aux dépens du fond de l'utérus et retenu par le promontoire. On le dégage avec une certaine difficulté

---

(1) Clarke. — Lancet 1907. London. Intraperitoneal bleeding from a uterine fibroid, with acute distension of the abdomen.

et on l'amène à l'extérieur. *A sa surface rampent de gros vaisseaux.* Le bassin et la partie inférieure de l'abdomen sont remplis de caillots.

A un point de la tumeur qui est en rapport avec la pression exercée par le promontoire, se *trouve une ulcération qui paraît être la source de l'hémorragie.*

Le myome est extirpé sans incidents ; on enlève les caillots et on suture la plaie abdominale.

Dix jours après l'état s'était amélioré, puis survinrent une série de complications qui retardèrent considérablement la convalescence. La malade put enfin quitter l'hôpital le 6 février.

Observation V

Steinbuchel (Wien. Klin. Wchnschr.) (1)

(Résumée)

Femme de 44 ans, multipare. Mauvais état général. Depuis 13 ans et demi est réglée régulièrement toutes les 4 semaines ; les pertes sont d'abondance moyenne et durent 4 jours. A partir de la 30e année elles deviennent plus abondantes et douloureuses ; cet état persiste jusqu'à 38 ans ; depuis 6 ans les époques sont redevenues indolores. Constipation habituelle nécessitant l'emploi de laxatifs ; dans ces dernières années la malade se fait elle-même, chaque jour, un massage abdominal. Elle a remarqué, il y a 5 ans, dans le bas-ventre, la présence d'une tumeur mobile qui s'accroît peu à peu. Le 26 mars, au cours d'un massage abdominal

---

(1) Steinbüchel. — Ueber Komplikationen der Uterusmyome speziell über Stieltorsion mit schwerer innerer Blutung. (Wiener Klinische Wochenschrift).

exécuté avec force, elle ressent tout à coup dans le côté droit une douleur violente qui s'étend bientôt à tout le ventre. Perte de connaissance passagère. Les jours suivants l'intensité des phénomènes douloureux font recourir à l'opium, malgré la constipation opiniâtre. Peu à peu les symptômes alarmants s'atténuent.

Le 14 avril, c'est-à-dire 10 jours après le début des accidents, pendant qu'on la changeait de lit, la malade éprouve une nouvelle douleur aussi violente que la première et suivie de collapsus.

C'est dans cet état que je la vis.

Le teint est pâle, les muqueuses décolorées, la tête et les extrémités froides ; les traits sont tirés, la face anxieuse. Les seins sont mous, pas de colostrum ni d'aréole pigmentaire.

A l'examen des organes, rien de particulier, sauf des souffles anémiques au cœur. Pouls petit entre 118 et 123. Température 35°8.

Les urines ne contiennent ni sucre, ni albumine.

Abdomen légèrement météorisé et très sensible à la pression, surtout à droite. Les anses intestinales distendues se dessinent à gauche et au-dessous de l'ombilic. A droite et à gauche, à la partie inférieure de l'abdomen, deux tumeurs semblent soulever la paroi ; elles sont dures et ont la consistance d'un fibrome. La douleur intense à la palpation empêche de se rendre compte des rapports des deux tumeurs : toutefois on peut affirmer qu'elles sont rattachées l'une à l'autre, que leur mobilité est limitée et qu'entre elles existe un sillon.

Le toucher vaginal et rectal confirme l'existence d'une tumeur mobile. L'utérus n'est pas délimitable.

A la percussion, matité dans les flancs, se déplaçant par les changements de position. Au-dessous de la tumeur et dans la région ombilicale, son tympanique clair. Douleur vive à la percussion. On soutient les forces par le sérum et les injections camphrées. Le lendemain, hoquet et vomissements malgré l'évacuation du rectum.

Laparotomie le 11 avril ; incision médiane. A l'ouverture de l'abdomen, il s'écoule un sang liquide sous forte pression ; en même temps les anses intestinales font issue au dehors. La tumeur droite dépasse le volume d'une tête d'enfant, sa couleur est gris vert, tandis que celle de la tumeur gauche, de forme ovoïde, est rouge. Une partie est nécrosée et entourée de fausses membranes. *Tout autour sont disposés en rayon de roue de nombreux vaisseaux* de calibre moyen. Malgré la torsion du pédicule (60 à 75°) un de ces vaisseaux laisse échapper par une déchirure *une certaine quantité de sang veineux*. C'était là sans aucun doute la source de l'hémorragie (1).

Amputation supravaginale ; nettoyage de la cavité péritonéale et suture par étages. Suites opératoires excellentes.

Observation VI

Communication de M. le Professeur Aug. Pollosson à la Société de Chirurgie de Lyon, le 2 juin 1904.

Hémorragie intra-péritonéale dans un cas de fibrome.

Il s'agit d'une femme de 40 ans, célibataire, n'ayant jamais eu d'enfants. Elle exerce la profession de domestique. Il n'y a aucun antécédent pathologique. La menstruation a toujours été régulière. Dans ces trois ou quatre dernières années la durée des règles était seulement un peu augmentée. L'augmentation légère du ventre avait été interprétée comme une légère obésité.

En somme, cette femme se considérait comme en parfaite

(1) Voir le schéma n° 6.

santé lorsque apparurent les premiers accidents brusques que nous allons rapporter. Le 22 mai 1904, la malade était dans la rue, portant un panier, lorsqu'elle fut prise brusquement de violentes douleurs abdominales plus marquées à gauche. Elle est obligée de s'asseoir ; elle est ramenée chez elle en voiture ; dans la nuit les douleurs persistent ; quelques vomissements surviennent, l'abdomen est distendu et le palper rendu de ce fait très difficile.

Le lendemain, amélioration légère ; le surlendemain la malade est transportée à l'hôpital. Le soir de son entrée la température est de 38°2.

A l'examen on perçoit dans l'abdomen une tumeur dure, arrondie, donnant la sensation d'un fibrome utérin du volume d'une grossesse de trois mois. Latéralement la palpation de l'abdomen est un peu douloureuse ; on a de la submatité dans le flanc gauche.

On porte donc le diagnostic de fibrome utérin ; mais quant à l'interprétation des accidents aigus on ne peut faire aucune hypothèse : s'agit-il d'une poussée brusque d'appendicite ? S'agit-il d'une grossesse tubaire récente rompue dans le péritoine ? S'agit-il de la torsion du pédicule d'un kyste de l'ovaire assez petit pour ne pas être nettement perçu ? On peut faire ces diverses hypothèses sans affirmer l'exactitude d'aucune.

Le 26 mai 1904, laparotomie. A l'ouverture on constate que le péritoine est rempli de sang, soit dans les parties déclives, soit entre les anses intestinales ; on peut apprécier le sang épanché à un demi-litre ou à un litre.

La toilette étant faite, on enlève le fibrome par l'hystérectomie subtotale ; on ne constate rien d'anormal du côté des ovaires ou des trompes, et à ce moment l'interprétation de l'hémorragie n'est pas encore faite. C'est seulement à l'examen de la pièce que l'on voit nettement la pathogénie des accidents.

La tumeur fibromateuse, du poids de 1.600 grammes, est de forme irrégulière. A sa surface et dans sa partie supérieure, on constate une arborisation de veines superficielles distendues, gorgées de sang et d'aspect variqueux. Puis, à la partie moyenne du fibrome, une grosse veine présente une déchirure très évidente dans laquelle on voit un caillot qui fait saillie au dehors et se prolonge dans le calibre de la veine.

Dans la partie inférieure, la surface du fibrome présente des arborisations de veines volumineuses complètement vides. Il s'agit donc d'une inondation péritonéale brusque sous l'influence de la *rupture d'une veine variqueuse à la surface d'un fibrome* (1).

Observation VII

Publiée dans la *Normandie Médicale*, 15 août 1897, par M. Albert Martin, professeur de clinique obstétricale à l'Ecole de Médecine de Rouen.

En juillet 1896, il est appelé près d'une religieuse âgée de 29 ans ; vierge, sans antécédents génitaux, sauf un peu de dysménorrhée. Trois semaines avant la première visite de M. Martin, brusquement, pendant la nuit, éclatèrent des douleurs abdominales excessivement vives. Un médecin appelé constate une sensibilité extrême de tout l'abdomen : celui-ci est ballonné, faiblesse générale, petitesse et rapidité du pouls, lipothymies, syncopes répétées. Diagnostic : hémorragie interne grave. C'était à la fin d'une période menstruelle.

Pendant trois semaines elle présente des vomissements, de la rétention d'urine nécessitant des cathétérismes, de la constipation. Le faciès est mauvais, la langue sale, il y a de fré-

(1) Voir le schéma n° 5.

quentes lipothymies. Lorsque M. le docteur Martin la voit, le ventre est devenu souple, ce qui permet d'apprécier le volume de la tumeur abdominale. Elle monte à deux doigts au-dessus de l'ombilic, elle est plus développée à droite qu'à gauche. Pas de toucher vaginal pour respecter l'hymen. Le toucher rectal donne la sensation d'un utérus augmenté de volume, les mouvements sont transmis de la paroi antérieure de l'abdomen au doigt rectal. Sensation également d'un corps dur, ligneux ; il pense à un fibrome, mais il rejette cette opinion à cause des antécédents de la malade, qui n'avait jamais rien présenté du côté de l'appareil génital, dont le ventre était plutôt rétracté que saillant avant l'accident. Il pense à une hématométrie pour l'éliminer : la virginité et des raisons morales font éliminer une rupture de grossesse ectopique. Il attend l'opération pour faire son diagnostic.

Opération le 9 juillet. Laparotomie. Il trouve un fibrome gros comme une tête de fœtus à terme, dans le flanc droit et la fosse iliaque, entouré d'adhérences péritonéales nombreuses. Il les rompt et amène des caillots peu abondants (une partie du sang ayant dû se résorber depuis le début des accidents).

L'épiploon, étendu sur le fibrome, est infiltré d'une couche épaisse de caillots. Il résèque cette portion. Le fibrome est rattaché à l'utérus par un pédicule de trois centimètres gros comme le pouce. Il sectionne le pédicule. Explorant le pelvis, il trouve l'utérus fibromateux comblant le Douglas ; il y a un deuxième fibrome gros comme deux poings. Il fait une hystérectomie à pédicule externe. En octobre, la malade guérie reprend ses occupations.

M. Martin ne s'est pas rendu compte du mécanisme de cette hémorragie, mais il déclare qu'il n'y avait absolument pas de caillots ailleurs qu'autour du fibrome.

Observation VIII

Gusserow et Zweifel (1).

... La malade mourut d'une abondante hémorragie interne qui survint 40 heures après l'expulsion d'un fœtus de 4 mois, macéré. A l'autopsie on trouva un fibrome de la grosseur d'une tête d'homme et relié au fond de l'utérus par un épais pédicule. A la partie postérieure de la tumeur on remarqua des veines percées de fines ouvertures par lesquelles le sang continuait à s'échapper.

Observation IX

Rokitansky (2).

... On trouva une déchirure d'une veine sous-péritonéale située à la surface d'un fibrome chez une femme qui avait un gros épanchement sanguin dans la cavité péritonéale.

Observation X

Laroyenne et Soller, Mémoires et comptes-rendus de la Société des Sciences médicales de Lyon. 1882.

Hématocèle consécutive à un fibrome et survenant avec des symptômes subaigus. Ponction.

Jeanne R..., domestique, 52 ans. Entre à la Charité le 7

---

(1) Gusserow et Zweifel. — Lehrb. der Geburtsh IV. Auflage. S. 285.

(2) Rokitansky. — Lehrb. der pathol. Anatomie 1861. S. 484.

juin 1881. Réglée à 16 ans toujours normalement ; pas de grossesse. Il y a cinq ans, début de pertes abondantes qui ont duré deux ans et demi et se sont arrêtées spontanément. Depuis lors les règles n'ont pas reparu ; pertes blanches presque constantes.

Il y a onze mois, soit depuis la fin de cette rétention, la malade s'est aperçue d'une petite tumeur siégeant dans l'abdomen, pas plus développée à droite qu'à gauche ; en même temps elle eut des douleurs intenses non persistantes siégeant à droite de l'abdomen. La tumeur n'a fait qu'augmenter et les douleurs sont beaucoup plus vives depuis trois semaines.

A l'entrée, ventre augmenté de volume ; on remarque à la vue des bosselures dont l'une plus considérable est située à gauche ; elle est séparée de deux autres bosselures plus petites par un sillon peu profond. La bosselure de gauche a la consistance d'un fibrome, les deux autres sont fluctuantes, dépressibles.

9 juin. — Ponction à droite, au niveau de la bosse fluctuante. Il sort deux litres d'un liquide hématique, couleur chocolat, visqueux, épais. La tumeur de droite s'affaisse seule et on distingue plus nettement celle de gauche. Les deux sont donc indépendantes et on diagnostique : hématocèle du côté droit consécutive à un fibrome ayant dévié l'utérus à gauche.

Par le cathétérisme on pénètre dans l'utérus (8 centim.), qu'on trouve dévié à gauche et en rétroflexion.

20 juin. — La malade n'a plus eu de douleurs. Le côté droit du ventre est devenu presque aussi volumineux qu'à l'entrée, il est plus dur. Nouvelle ponction qui donne issue à un litre de liquide rouge brique. Le 25, la malade sort, ne souffrant plus ; la tumeur ne s'est pas reformée.

Observation XI

(Laroyenne et Soller.)

Hématocèle consécutive à un fibrome utérin, survenant avec des symptômes subits et aigus.

Catherine R..., lingère, 40 ans. Entre le 12 mai 1881. Réglée à 13 ans. A 14 ans, fièvre typhoïde, arrêt des règles jusqu'à 18 ans.

Depuis un an les menstrues, plus abondantes, durent huit à dix jours.

En mars 1881, pendant les règles, travail pénible, transpiration, courant d'air. Immédiatement, arrêt des règles. Douleurs violentes, hypogastriques et lombaires, ventre tuméfié. Quelques jours après, fièvre, frissons et nausées.

Ces symptômes s'amendent peu à peu, durent un mois sans douleurs notables.

La malade était complètement rétablie, lorsqu'il y a cinq jours, après un effort violent, elle fut prise subitement de douleurs très vives dans le ventre. En même temps, la tuméfaction du ventre reparaît, considérable.

A l'entrée, ventre douloureux à la pression. Dans le cul-de-sac postérieur, tumeur molle, fluctuante, douloureuse. Antéversion prononcée. Le cathétérisme utérin donne 9 centimètres. L'utérus est dur, volumineux, bosselé, très perceptible au-dessus de la symphyse et derrière elle. On diagnostique : fibrome utérin ayant amené une hématocèle.

21 juin. — Elle sort ne souffrant plus ; la tumeur liquide s'est en partie résorbée par le repos et quelques vésicatoires.

Observation XII

(Pollosson.)

Jeune femme de 31 ans. Elle présentait un utérus fibromateux du volume d'une grossesse de trois à quatre mois. Elle n'avait pas de métrorragies graves ; on la traitait médicalement et elle avait fait deux ou trois séjours à Salies-de-Béarn. Elle s'y trouvait en traitement lorsqu'elle fut prise d'accidents douloureux qui l'obligèrent à s'aliter. Après une quinzaine de jours de repos au lit elle put être transportée à Lyon. M. Aug. Pollosson la vit en ce moment. Il constata que l'abdomen, considérablement distendu, présentait à l'examen deux masses assez nettement distinctes : 1° un utérus fibromateux refoulé en avant et à gauche ; 2° une tuméfaction énorme de consistance ferme remplissant l'excavation pelvienne d'une façon complète, se continuant avec une tumeur abdominale régulière qui remontait dans l'abdomen jusqu'au niveau du foie, refoulant par son développement l'utérus fibromateux dans la situation indiquée. Cette masse, beaucoup plus considérable que l'utérus fibromateux, avait dans son ensemble un volume qui n'était pas loin d'atteindre celui d'une grossesse à terme, avec une forme peut-être plus allongée dans le sens vertical et moins volumineuse dans les sens transversal et antéro-postérieur. Cette énorme tuméfaction était évidemment de date récente ; sa consistance ferme ne permettait pas de penser à un kyste ou à une péritonite enkystée. Le seul diagnostic possible était celui d'hématocèle. La malade souffrait peu, elle n'avait pas de réaction péritonéale.

La température prise pendant plusieurs semaines oscillait

le soir entre 38 et 38°5. On se contenta de l'expectation avec immobilisation au lit et application de glace.

M. Aug. Pollosson se disposait à intervenir par une incision au cas où l'élévation thermique lui aurait laissé supposer une évolution suppurative ou infectieuse.

La température tomba à la normale. Au bout d'un mois ou deux, le volume de la masse était diminué de façon appréciable. Au bout de 6 mois, le volume de l'hématocèle était semblable à celui de l'utérus fibromateux. Au bout d'un an, elle avait à peine le volume du poing, et après 15 à 18 mois la disparition était complète. On ne percevait plus que l'utérus fibromateux lequel, d'ailleurs, n'ayant jamais donné de symptômes graves, n'a jamais nécessité d'intervention.

A l'heure actuelle, il est encore bien supporté.

Observation XIII

(Laroyenne et Soller.)

Femme R..., 38 ans, tisseuse. Entre le 13 mars 1881. Réglée à 18 ans toujours normalement, sauf depuis un an ; les règles sont plus abondantes et durent 5 à 6 jours.

Il y a 3 semaines, sans cause appréciable, la malade fut prise tout à coup, au moment des règles, de violentes douleurs dans le bas-ventre, qui devient volumineux. En même temps vomissements biliaires, étourdissements, lipothymies.

A l'entrée, légère amélioration, mais ventre toujours volumineux et douloureux. Utérus volumineux, dur, en antéversion, dépasse le pubis de 3 travers de doigt. On sent une tumeur fluctuante et douloureuse dans les culs-de-sac postérieur et latéral droit. Par le palper abdominal on transmet la fluctuation à la tumeur du cul-de-sac postérieur.

Le cathétérisme utérin donne 9 centimètres.

La malade n'a pas été opérée ; elle est sortie et n'a pas été suivie.

Observation XIV

Gautier (in thèse Pellanda.)

Femme de 45 ans. Fibrome datant d'une dizaine d'années, ayant progressivement atteint les dimensions d'une grossesse à terme. Ménorragies peu marquées, mais douleurs menstruelles nécessitant le repos au lit pendant 8 jours. Opération toujours différée par pusillanimité.

En décembre 1903 est prise d'une façon très soudaine, au moment des règles, de signes caractéristiques d'hémorragie interne ; pouls filiforme, très fréquent, intermittent ; décoloration absolue des muqueuses et des téguments ; refroidissement des extrémités, bourdonnements d'oreilles, vertiges, etc...

La malade a des tendances syncopales. L'abdomen est tuméfié et douloureux ; le fibrome est beaucoup moins délimitable au palper. La température dépasse à peine 38°2.

Pendant trois jours l'affaiblissement va croissant. Injection de sérum et de caféine fréquemment répétées. La malade s'éteint lentement. Fochier, devant l'état général, avait renoncé à toute intervention.

Autopsie non faite.

Observation XV

Péan (tome III).

(Nous croyons intéressant de rapprocher l'observation suivante de **Péan** des cas rapportés plus haut.)

65 ans. Ménopause à 59 ans. Enorme fibrome kystique diagnostiqué il y a 15 ans. Depuis quelques mois crises abdominales très douloureuses provoquant des syncopes dont

quelques-unes faillirent être mortelles... A l'intervention le péritoine est rempli par 8 litres de liquide et de nombreux caillots provenant de la rupture d'un énorme kyste sanguin du mésentère. Ce kyste s'est lui-même développé dans la face postérieure de l'utérus et a secondairement contracté des adhérences avec les feuillets du mésentère. Il s'était rompu dans le péritoine... *A chaque crise douloureuse, des hémorragies se faisaient à la surface de la tumeur*, s'épanchant de là dans le péritoine en déterminant les défaillances, les lipothymies, les poussées de péritonite. La partie molle était gangrénée.

Marsupialisation. Mort.

ETIOLOGIE

Plusieurs observations, parmi celles que nous venons de rapporter, prouvent d'une manière absolue l'existence d'hémorragies internes dues à la déchirure d'une veine superficielle d'un fibrome. La théorie de la rupture d'une grossesse ectopique est ici en défaut ; jamais en effet rien d'anormal n'a été constaté du côté des trompes ; dans un cas même la malade était vierge, dans un autre elle avait avorté d'un fœtus de 4 mois, 40 heures avant le début des accidents. Enfin chaque fois que l'examen a été pratiqué on a pu trouver très nettement la source de l'hémorragie.

Certes, les cas qui nous intéressent sont jusqu'à présent fort peu nombreux, mais il y a lieu de se demander si, en étudiant complètement tous les cas d'hématocèle on n'arriverait pas à multiplier les observations de fibromes « hémorragipares ». Ce qui semblerait donner raison à cette manière de voir, c'est ce fait que depuis la thèse de Perrier, qui a attiré l'attention sur ce sujet, 5 cas ont été observés en 3 ans (Stein, Steinbuchel, Clarke, Gautier, Tédenat).

En effet, que fait-on en présence d'une hématocèle ?

« Le plus souvent, dit Perrier (1), comme on sent bomber

(1) Perrier. — Thèse Lyon, 1904.

la tumeur dans les culs-de-sac vaginaux, on la ponctionne ou on l'ouvre par une colpotomie. On évacue le sang, les caillots, on tamponne, on draine, et ainsi la malade est bien soignée sans doute, mais on ne s'est pas rendu compte des lésions qui ont produit l'hémorragie. »

Dans la presque totalité des cas, l'âge des malades varie de 30 à 50 ans, ce qui, on le sait, est la période de prédilection pour les fibromes.

Les grossesses antérieures ne semblent pas exercer d'influence prédisposante bien nette. Par contre, la menstruation a une action évidente puisque souvent les accidents sont survenus pendant la période des règles.

Il faut noter également l'influence de l'effort, bien nette dans deux observations.

Enfin quelquefois les accidents sont arrivés sans cause appréciable.

Si, au lieu de ne considérer que les hémorragies intrapéritonéales, on note, en même temps, les cas d'hémorragie externe foudroyante par ouverture d'une veine d'un fibrome sous-muqueux, le nombre des observations s'accroît dans une forte proportion. Les premières datent de Cruveilhier et de Duncan. Pellanda en rapporte 10 cas dans sa thèse.

Ces hémorragies ne rentrant pas dans le cadre de notre sujet ne nous retiendront pas plus longtemps. Nous ne ferons que relater brièvement les cas de Duncan et de Cruveilhier, à cause des quelques points communs qu'elles présentent avec les nôtres.

Observation

(Résumée.)

Duncan. Edimb. med. Journal. 1867.

Miss G..., très grosse et très anémique, est soignée pour fibrome ; métrorragies abondantes ; meurt en quelques heures à la suite d'une hémorragie foudroyante.

A l'autopsie, on trouve *un fibrome pénétré en tous sens par des sinus veineux qui auraient contenu une plume de corbeau.* Partout il était entouré de tissu utérin épaissi, et dans les parties adjacentes à la tumeur se trouvaient des sinus énormes tels qu'on les observe dans la grossesse. La muqueuse de la cavité utérine était pâle, unie et saine ; en l'examinant de près, on y voyait *une ouverture ressemblant assez à l'ouverture d'un sinus veineux produit par décollement du placenta.* Une sonde pouvait facilement la traverser pour aller dans les sinus veineux mentionnés.

Observation

(Résumée.)

Cruveilhier (tome III)

La femme qui portait cette tumeur (fibrome mou) avait succombé à une hémorragie provoquée par des douleurs expultrices. *J'ai trouvé la source de cette hémorragie dans de larges ouvertures des sinus utérins* qui occupaient la partie inférieure de la tumeur.

CIRCULATION UTERINE ET VASCULARISATION DES FIBROMES

Nous avons vu, par les observations rapportées précédemment, que les hémorragies observées provenaient le plus souvent de la rupture de veines dilatées. La circulation utérine joue donc un rôle important dans leur production. C'est pourquoi nous pensons qu'il est bon, pour essayer d'expliquer l'ectasie vasculaire fréquemment constatée, de jeter un coup d'œil rapide sur la disposition des vaisseaux à l'état normal, sur les modifications qu'apporte l'élément fibrome, enfin sur la vascularisation du fibro-myome lui-même.

Il est à retenir que beaucoup de questions, d'apparence confuse, trouvent souvent leur solution dans une disposition anatomique particulière.

Dans le cas qui nous intéresse, l'étude sommaire des conditions de la circulation utérine peut nous être d'un grand secours pour élucider une pathogénie aussi obscure.

I. *Circulation à l'état normal.*

L'utérus est un des organes les plus vascularisés. Il reçoit son sang de deux artères principales : l'utérine, branche de l'hypogastrique, et l'artère ovarienne, branche de l'aorte abdominale.

Chaque artère utérine, droite et gauche, envoie sur le côté de l'utérus qu'elle longe un grand nombre de branches « rappelant jusqu'à un certain point les artères hélicines qu'on rencontre dans les tissus érectiles » (1).

Puis l'artère s'anastomose à plein canal avec l'ovarienne correspondante qui peut ainsi, « bien que primitivement destinée à l'ovaire, devenir une voie d'apport importante pour les réseaux vasculaires de l'utérus » (2). Cet organe reçoit de ces artères une quantité de sang variable suivant son état.

A chaque période menstruelle, par exemple, il présente une espèce de turgescence, que Roujet considérait à tort comme une véritable érection.

Le système veineux est bien plus riche encore. Les veines sont remarquables à la fois par leur nombre et par leur volume.

Les sinus de la couche musculaire se collectent à droite et à gauche et constituent sur les bords de l'organe deux importants plexus enfouis entre les deux feuillets du ligament large.

« Ces plexus ont deux voies de déversement, l'une inférieure, l'autre supérieure. En bas, ils s'unissent largement avec les veines de la moitié supérieure du vagin pour donner naissance au plexus utéro-vaginal » (3), dont le tronc collecteur peu développé par rapport au nombre de ses affluents, se jette dans l'iliaque interne.

« En haut le plexus utérin se continue, sans démarcation avec les veines des ovaires et des trompes » (4) pour former le plexus pampiniforme. Chaque plexus se réduit peu à peu

(1) Testut. — Anatomie.
(2) Testut. — Anatomie.
(3) Poirier. — Traité d'Anatomie.
(4) Poirier. — Traité d'Anatomie.

en des troncs de moins en moins nombreux et finalement en un seul ; celui de droite se jette dans la veine cave inférieure et celui de gauche dans la veine rénale.

Avant la puberté, le réseau veineux est peu développé. Au contraire, chez les femmes réglées déjà depuis plusieurs années, et surtout chez celles qui ont eu plusieurs grossesses il a pris un notable accroissement qui varie, du reste, suivant les sujets. Souvent même, en dehors de tout processus pathologique des organes génitaux, on trouve les veines utéro-ovariennes variqueuses ; ce « varicocèle tubo-ovarien » étudié par Richet et Devalz, et rendu responsable par ces auteurs de la production de l'hématocèle, est loin d'être une rareté.

La transformation variqueuse s'explique facilement, si l'on songe aux particularités que présentent ces veines. D'abord, elles sont avalvulées, ou tout au moins ne possèdent pas de valvules suffisantes pour s'opposer au reflux du sang dans leur intérieur.

Elles cheminent, en outre, au milieu du tissu cellulaire du ligament large ou sous le péritoine. Aussi leurs parois mal soutenues se laissent distendre par la pression qu'exerce sur elles, presque sans intermédiaire, la colonne sanguine et par la grande quantité de sang apportée par les artères au moment des périodes menstruelles ou au cours de la grossesse. Enfin, les troncs veineux efférents ont un calibre bien faible par rapport au calibre total de leurs affluents ; il en résulte une certaine stase que favorisent encore la position verticale et le mode d'abouchement dans la veine rénale du tronc tubo-utéro-ovarien correspondant.

II. *Modifications apportées à la circulation pelvienne par le développement d'un fibromyome.*

Ces différentes causes étant à elles seules suffisantes pour produire à l'état normal le varicocèle tubo-ovarien de Richet, leur action ne peut être que plus évidente si elle s'ajoute à un processus pathologique. Les fibromes déterminent, en effet, des modifications circulatoires qu'on peut comparer à celles de la grossesse, ce qui justifie, à ce point de vue, le nom de « grossesse fibreuse », donnée par Guyon à la fibromatose utérine. Un utérus fibromateux est généralement hypertrophié ; sa cavité est augmentée et sa circulation plus intense. « Les voies d'apport se dilatent, le calibre de l'utérine atteint souvent celui de l'humérale ; les veines se développent plus encore... ; elles forment au contact de la tumeur de véritables sinus aussi gros que le petit doigt et qui restent béants à la coupe » (1). Les veines dilatées qui entourent la tumeur ont « une paroi mince et peu résistante ; elle est constituée par un endothélium de cellules plates et larges..., et par un tissu conjonctif formant une bande mince qui la sépare du tissu utérin. Le muscle utérin leur prête sa résistance tant qu'elles y sont plongées, mais sous le péritoine ou sous la muqueuse, elles sont volumineuses, présentent des saillies où la paroi est si mince qu'on croit qu'elle va se rompre si on la touche. » (2) Cette disposition à l'ectasie veineuse et à la rupture des parois ainsi dilatées, pourra encore s'exagérer dans certains cas de myomes très vasculaires.

---

(1) Schwarts et Hepp, *in* Le Dentu et Delbet.

(2) Perrier. — Thèse.

III. *Vascularisation des fibromes*

Habituellement, les fibromes ne reçoivent qu'une faible quantité de sang, aussi les vaisseaux qui les traversent sont-ils de faible importance ; ce sont pour la plupart des capillaires dépourvus de paroi propre et tapissés par un endothélium qu' « une bande mince, claire, conjonctive », (Schwartz), sépare du tissu ambiant. Une couche fibreuse entoure les vaisseaux d'un calibre plus considérable. Quelques tumeurs paraissent presque avasculaires, mais par contre, certains myomes présentent une vascularisation anormale, qui a été observée en particulier dans toutes les observations suivies d'examen que nous avons rapportées. De grosses veines rampent à leur surface, creusent des sillons dans le tissu et encadrent les nodules de la masse polypoïde ; elles s'unissent entre elles par des anastomoses et convergent souvent vers le pédicule.

« On note, dit Cruveilhier, la présence d'énormes sinus non seulement dans la paroi utérine, mais aussi dans l'enveloppe du polype... Ce réseau veineux, superficiel, propre au corps fibreux, reçoit toutes les veines qui naissent dans l'épaisseur de ce corps, veines propres, dont le développement est en raison de la vitalité du corps fibreux lui-même, et qui sont à leur maximum dans les cas d'œdème de ces corps. »

Nous avons vu dans le service de M. le professeur Tédenat, plusieurs pièces remarquables par leur développement vasculaire (1). L'une d'elles (2) représentait un fibrome diffus

---

(1) Voir les schémas ci-après.

(2) Cette pièce provient de la malade dont il s'agit dans l'observation première. Voir figure n° 1.

développé dans la moitié postéro-supérieure de l'utérus. A cette masse était annexée un bloc noduleux, très dur, du volume de deux poings, porté par un pédicule de la grosseur du pouce et long de trois centimètres.

Sur la masse principale existaient quelques veines, dont les plus grosses atteignaient la dimension d'une plume d'oie. De chaque côté du pédicule couraient deux sinus sous-péritonéaux, de sept à dix millimètres de diamètre, auxquels aboutissaient une dizaine de veines dilatées, entourant les nodules de la masse polypoïde. Plusieurs anastomoses existaient entre les sinus au niveau de l'union du pédicule avec la tumeur secondaire. A la partie postérieure de cette tumeur, un sinus très large était érodé et percé de menus orifices par lesquels s'étaient faites les hémorragies. Dans l'épaisseur du pédicule on trouvait une artère à parois épaisses, entourée d'un tissu très rouge et mou ; le vaisseau suivi dans la masse polypeuse se divisait en une foule de branches spiroïdes. M. Tédenat en a pu suivre deux jusqu'aux lobules secondaires ; là, elles se divisaient en un fin lacis dont les rameaux se réunissaient pour former de gros troncs dilatés qui étaient l'origine des sinus veineux.

Nous avons représenté dans les figures III et IV un autre myome extrêmement vascularisé et n'ayant jamais, malgré cette particularité intéressante, donné lieu à un épanchement sanguin. La tumeur forme une masse unique lisse, de consistance dure ; elle est reliée à l'utérus par un pédicule gros et court (3 à 4 centimètres). A sa surface serpentent des vaisseaux gorgés de sang, ayant environ le diamètre d'un crayon ; ces vaisseaux partent tous du pédicule, puis divergent en rayons de roue, entourent le myome et se réunissent à son pôle supérieur où ils forment un riche lacis veineux.

Nous pouvons également signaler comme exemple de myome vasculaire, une tumeur extirpée récemment par M. le professeur agrégé Soubeyran, et étudiée par MM. Delage et Gaujoux (1). Cette tumeur nous intéresse par les points suivants : L'épiploon adhérait intimément à sa partie supérieure et une dizaine d'énormes vaisseaux veineux dilatés, du volume du petit doigt, partaient de l'épiploon pour aller se perdre dans le myome ; on fut obligé, au cours de l'opération, « de placer un certain nombre de ligatures en chaîne sur toute l'étendue de son adhérence avec la tumeur ».

La vascularisation intense des myomes ne nous paraît pas être une rareté ; elle n'est cependant guère étudiée à notre connaissance et c'est à peine si Cruveilhier et quelques classiques y consacrent quelques lignes.

Nous ferons remarquer que malgré la dilatation et l'abondance des vaisseaux, nous croyons qu'il ne faut pas confondre une vascularisation anormale avec la dégénérescence télangiectasique fort bien étudiée par Piquand dans sa thèse (2) ; nous pensons avec cet auteur qu'il s'agit là de deux processus différents.

---

(1) Delage et Gaujoux.— Suppuration des fibromes utérins. Gaz. des Hôpitaux.

(2) Piquand. — Thèse, Paris 1905.

FIGURE N° 1

Pièce provenant du service de M. Tédenat (Observ. I

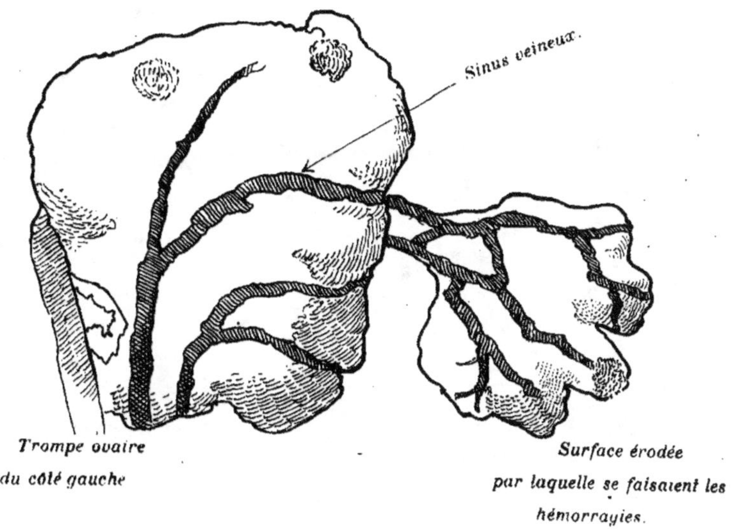

FIGURE N° 2

Service de M. Tédenat. — Fibrome vasculaire.

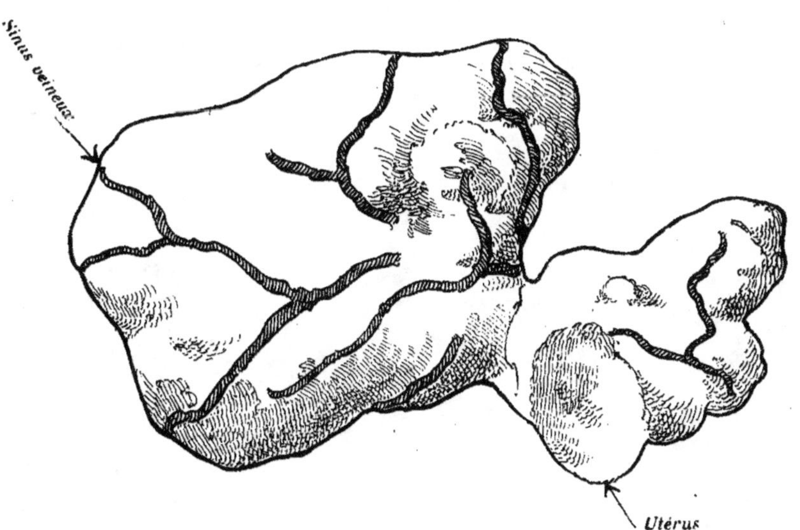

Figure N° 3

Face inférieure

Pièce provenant du service de M. Tédenat. — Fibrome très vasculaire présentant un développement remarquable des sinus veineux.

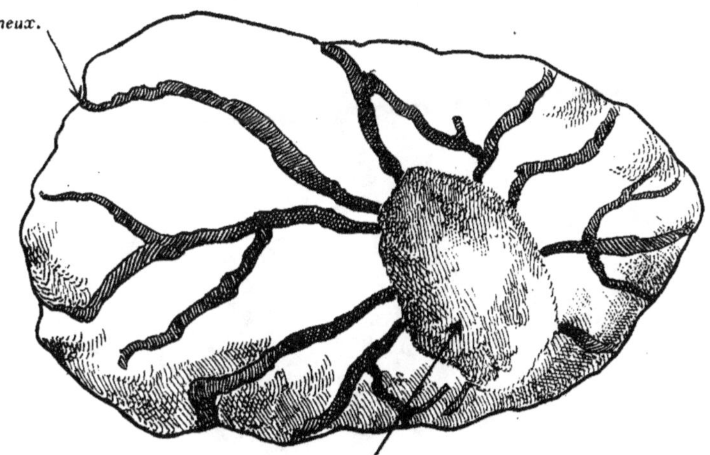

Figure N° 4

Face supérieure du fibrome

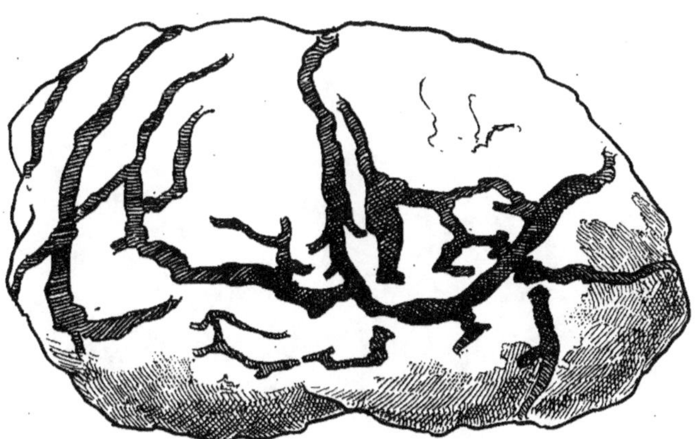

FIGURE N° 5

In thèse de Perrier. — Malade de Pollosson, (Observ. VI)

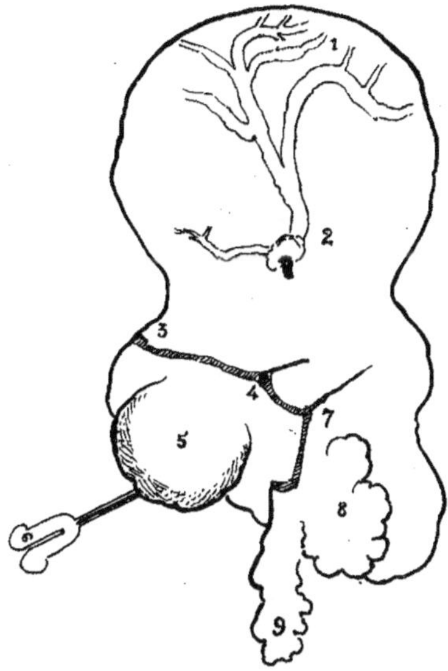

1. Gros tronc veineux superficiel sous la couche superficielle de la capsule — 2. Varice ectasiée rompue en un point d'où s'échappe un caillot.— 3. Coupe du péritoine. — 4. Coupe du ligament rond. — 5. Fibrome sous-péritonéal. — — 6. Sonde dans la cavité utérine. — 7. Coupe du ligament large. — 8. Ovaire. — 9. Trompe.

FIGURE N° 6

Fibrome de la malade de Steinbüchel. (Observ. V)

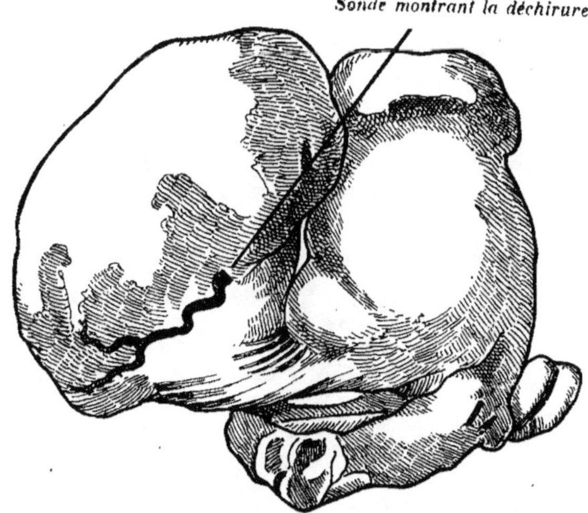

PATHOGENIE

Nous avons rappelé, dans le chapitre précédent, que les veines des organes génitaux, en dehors de toute affection caractérisée, sont parfois le siège de dilatations variqueuses. Puis nous avons fait voir comment le développement d'un fibromyome exagérait cette disposition pathologique en déterminant dans les organes pelviens un afflux sanguin considérable ; nous avons enfin montré que certaines tumeurs très vasculaires présentaient à leur surface de véritables sinus dont la rupture pouvait entraîner des hémorragies abondantes. Ce sont les causes mêmes de cette rupture qu'il nous reste maintenant à rechercher.

I. Le cas le plus simple, le plus facile à expliquer, est celui de Steinbüchel, où l'inondation péritonéale fut consécutive à la torsion du pédicule (Observation n° 5). Lorsque la torsion n'est pas trop prononcée, les artères dont les parois sont épaisses et résistantes, ne se laissent pas écraser complètement, les veines à tuniques plus minces sont rapidement oblitérées. Dans ces conditions, les voies d'apport du sang persistent, mais les voies efférentes ne sont plus perméables ; la pression augmente donc dans toute la masse polypeuse. De plus, des troubles trophiques surviennent rapidement ; la tumeur se sphacèle par suite de la stase sanguine et « peut-être aussi par défaut d'action trophique des nerfs (?) comprimés par la torsion du pédicule. Les parois vasculaires atteintes dans leur vitalité, ne peuvent résister à la pression ; elles se laissent dilater outre mesure et finissent par se rompre (1). » Si la capsule n'est le siège d'aucune altération histologique, si elle est épaisse, l'hémorragie sera sous-capsulaire, comme dans les cas de Mermet (2) et de Pillet (3).

Ainsi, dans le cas de Mermet, on trouve à la périphérie de la tumeur « une zone de 4 à 5 centimètres de coloration noirâtre, truffée. Cette coloration n'est pas uniforme, elle est plus foncée par endroits. Il existe là de véritables noyaux apoplectiques... ; ces noyaux sont plus abondants au niveau de la face supérieure... ; ils sont séparés de la séreuse péritonéale par le tissu conjonctif sous-séreux, qui forme une véritable capsule au fibrome et est gorgée d'un sang noir et épais. »

Si, au contraire, la séreuse et la capsule ont perdu leur résistance, elles se laisseront déchirer et l'épanchement se fera dans le péritoine (Observation V).

II. Dans tous les autres cas que nous rapportons, il faut pour expliquer l'hémorragie, invoquer un mécanisme différent.

L'examen des tumeurs a montré que le plus souvent il s'agit de myomes très vasculaires présentant à leur surface de grosse veines dilatées, dont l'état variqueux (4) est probablement en rapport avec les conditions circulatoires étu-

---

(1) Perrier. — Thèse, Lyon 1904.

(2) Mermet. — Bulletin Société Anatomique de Paris 1906.

(3) Pillet. — Bulletin Société Anat.

(4) Nous ne savons si les parois de ces vaisseaux présentent les altérations caractéristiques des varices, mais à cause de leur ressemblance clinique, nous pensons, avec Perrier, pouvoir leur donner ce nom.

diées dans le chapitre précédent. Ici encore, c'est l'augmentation passagère de la pression sanguine qui produit la rupture veineuse, mais les causes de l'hypertension sont différentes. Elles peuvent être physiologiques ; nous avons vu les modifications apportées à la circulation pelvienne par la menstruation.

A la suite de la congestion périodique des organes génitaux, la pression s'élève et, si la paroi veineuse a perdu sa résistance, elle peut arriver à se rompre ; nous avons vu que dans cinq observations les accidents sont survenus au moment des règles.

Dans l'observation première de Tédenat, on note même une hémorragie nouvelle à chaque époque menstruelle.

La grossesse joue un rôle analogue en augmentant la circulation des organes pelviens. Dans le cas rapporté par Gusserow et Zweifel, la déchirure veineuse survient chez une femme qui venait d'avorter. Parfois c'est un effort plus ou moins violent qui produit l'hypertension, cause de la rupture ; ce mécanisme peut être invoqué dans les observations n°s 6 et 11.

Peut-être faut-il aussi faire intervenir certaines causes adjuvantes telles que les inflammations de voisinage : pelvipéritonite, salpingite, métrite, les affections cardiaques, la constipation habituelle et la compression (exceptionnelle) des veines iliaques par la tumeur elle-même.

III. Enfin il est des cas où aucune de ces explications n'est satisfaisante ; on peut alors penser, quoique nul examen histologique ne vienne confirmer cette hypothèse, à un commencement de dégénérescence angiomateuse ou télangiectasique (1), qui entraînerait une friabilité et une fragilité

(1) Voir Piquand. — Thèse Paris, 1905.

considérable des parois vasculaires. Les deux observations de Clarke et de Stein rentrent probablement dans ce cas.

Clarke rapporte en effet que la tumeur était ulcérée à sa face postérieure, et il attribue cette ulcération à la pression exercée par le promontoire. C'est là un mécanisme qui nous paraît bien invraisemblable, et nous ne concevons guère qu'une production fibreuse puisse s'ulcérer aussi facilement. Tout s'explique au contraire si nous admettons qu'il existait à la face postérieure de la tumeur un point de dégénérescence œdémateuse par exemple.

Ce fibrome était de plus d'un volume considérable. Or ne savons-nous pas que les gros fibromes présentent le plus souvent une ou plusieurs zones de ramollissement ? Rien d'étonnant donc à ce qu'une veine située dans cette zone ait fini par s'ulcérer.

Dans le cas de Stein la tumeur était de consistance particulièrement molle et extrêmement riche en vaisseaux sanguins et lymphatiques. Au microscope on reconnaît tous les caractères de la stase sanguine et de l'œdème consécutif (Allüberall findet sich das Bild der Staune stellenweise mit konsekutivem Odem). Or, ces caractères rappellent assez ceux de la dégénérescence œdémateuse tout à fait au début : aussi, malgré l'absence d'altérations histologiques nettes des parois vasculaires, nous pensons pouvoir admettre cette explication.

IV. Signalons pour terminer une cause d'hémorragie interne indiquée par Laroyenne et Soller (1882), par Poncet, dans son article « Hématocèle » du « Dictionnaire encyclopédique des sciences médicales » et reprise par Perrier dans sa thèse. Ces auteurs admettent que des fausses membranes, entourant le fibrome, « peuvent se rompre sous l'influence de mouvements violents et se congestionner au moment des menstrues au point de saigner. Le sang épanché se résorbant incomplètement laisse un dépôt de caillots fibrineux ; ceux-ci seront pénétrés par des vaisseaux de néoformation qui se déchireront à la moindre occasion. Ce serait là une sorte d'hématocèle à répétition » (1).

Nous n'avons trouvé aucune observation qui pût confirmer cette hypothèse ; aussi, sans nier *a priori* ce mécanisme de l'hématocèle, nous attendons pour l'admettre qu'il repose sur des faits cliniques indiscutables.

(1) Perrier. — Thèse Lyon, 1904.

ANATOMIE PATHOLOGIQUE

Lorsqu'un sinus veineux vient à se rompre à la surface du fibrome, l'hémorragie peut revêtir des caractères variables suivant l'état de la capsule et du péritoine.

Si ces deux formations ont conservé leur structure normale, elles résistent à la pression sanguine et l'épanchement se fait en dehors du péritoine, sous la capsule fibreuse. C'est ce qui s'est produit dans le cas rapporté par Pillet à la Société anatomique de Paris, où l'on trouve à la coupe que « l'inondation du fibrome par le sang est complète ».

Si au contraire la capsule et la séreuse sont altérées, leur résistance a diminué ; elles se laisseront déchirer facilement et livreront passage au sang d'abord situé en dehors de la cavité péritonéale. Deux cas peuvent alors se présenter : ou la séreuse n'a été le siège d'aucun processus irritatif, et l'épanchement se fait dans la grande cavité en s'accompagnant de tous les symptômes de l'inondation péritonéale ; ou bien des phénomènes inflammatoires se sont produits et la séreuse a réagi par la formation d'adhérences ; dans ce cas l'hémorragie a lieu dans une cavité bien limitée, le plus souvent dans le Douglas. La perte de sang est minime, car la tension dans la poche hématique devient bientôt égale à la pression sanguine et l'hémorragie s'arrête d'elle-même.

La quantité de sang épanché est très variable. Faible si

l'hémorragie s'est faite dans un péritoine déjà malade, elle peut atteindre 1.000, 2.000 grammes et plus si la grande cavité est libre de toute adhérence.

Dans un cas de Tédenat (observ. première), la quantité de caillots enlevée était d'environ 3 litres. Lorsque le sang peut diffuser facilement, il remplit tout l'abdomen, passe entre les anses intestinales, s'infiltre derrière l'estomac, arrive sous la coupole diaphragmatique. Le petit bassin est plein de caillots noirâtres, friables, qui repoussent en haut toute la masse de l'intestin.

Si l'épanchement est modéré, la production d'adhérences et de fausses membranes aboutira, vers le troisième ou le quatrième jour, à un enkystement relatif.

L'aspect du sang se modifie rapidement ; il prend une teinte noirâtre, s'épaissit, devient poisseux et se coagule en partie.

La résorption se fait lentement lorsque la collection est peu volumineuse ; dans le cas contraire l'hématocèle s'infecte et la suppuration survient.

Les fibromes « hémorragipares » présentent généralement un volume assez considérable ; ils sont pédiculés ou sessiles. Dans tous les cas où l'examen a pu être fait, leur vascularisation était très développée. Sous la capsule couraient de grosses veines ectasiées, à paroi amincie et prêtes à éclater sous l'influence d'une augmentation brusque de la tension sanguine. Nous ne reviendrons pas ici sur une disposition dont nous avons précédemment esquissé l'étude. Rappelons seulement que dans tous les cas où il y a eu hémorragie, la rupture vasculaire (3 à 6 millimètres) était facile à découvrir.

Au point de vue microscopique nous ne possédons pas de données bien précises. Le seul examen qui ait été fait, est celui de Stein, où l'on trouva, avec un développement considérable des vaisseaux sanguins et lymphatiques, tous les caractères de l'œdème et de la stase sanguine. Ces constatation jointes à la critique des causes qui ont déterminé les accidents chez la malade de Clarke (observat. IV), nous ont fait penser que le fibrome pouvait parfois être le siège d'un processus de dégénérescence télangiectasique ou œdémateuse au début.

SYMPTOMATOLOGIE

Les hémorragies survenant au cours de l'évolution des fibromes se produisent presque toujours brusquement sans qu'aucun phénomène précurseur ait pu faire prévoir leur apparition. Le plus souvent la symptomatologie du myome nous a paru réduite à son minimum. Métrorragies rares, ménorragies légères, règles indolores ou peu douloureuses. Ces symptômes ne suffisent généralement pas à alarmer la malade, qui continue à vaquer à ses occupations.

Puis un beau jour, soit au cours d'une période menstruelle, soit à la suite d'un effort, parfois sans cause appréciable, la rupture vasculaire se produit.

Si le péritoine est prévenu, il a pris ses précautions ; l'hémorragie est faible et la symptomatologie peu inquiétante. La malade ressent dans le bas-ventre une douleur plus ou moins violente ; elle pâlit, le pouls devient faible, quelques vomissements se produisent, l'abdomen est douloureux et difficile à palper. Puis le choc initial se dissipe, la douleur s'atténue, le pouls reprend peu à peu son ampleur primitive. A l'examen on trouve une tumeur qui remonte vers les fosses iliaques. Au toucher, on sent un col repoussé vers la symphyse et dans le cul-de-sac postérieur distendu une masse rénitente. La température s'élève, les jours suivants, jusqu'à 38°, 38°5 pour retomber ensuite à la normale.

Si l'hématocèle ne s'infecte pas, la résorption se fait lentement, la tuméfaction diminue, devient plus dure et finit par disparaître.

La guérison peut être définitive, mais la malade n'est pas à l'abri d'une récidive (observation n° 11). Le fibrome peut même saigner à chaque période menstruelle et amener une anémie profonde extrêmement grave (cas de Tédenat, observation première).

Bien différent et bien plus dramatique est le tableau de l'hémorragie qui a surpris le péritoine : le début est cataclysmique (Barnes). La malade ressent tout à coup dans l'abdomen une douleur d'une violence extrême, parfois difficile à localiser ; la face est pâle, les traits tirés, le visage anxieux. Le pouls est petit, rapide, la respiration fréquente et superficielle, les extrémités froides. Les vomissements apparaissent, le corps se couvre de sueur, des lipothymies se produisent, enfin la perte de connaissance survient au bout d'un laps de temps généralement assez court.

Le ventre est tendu ; la sensibilité abdominale très vive et le météorisme rendent la palpation difficile. Dans quelques cas cependant on peut arriver, par une pression profonde, à percevoir la tumeur. Le toucher vaginal ne donne que peu de renseignements au point de vue hémorragie, mais il permet de confirmer l'existence d'un fibrome. « On peut toutefois, par le toucher vaginal ou mieux le toucher rectal combiné à des pressions hypogastriques rapides et légères, arriver à sentir la fluctuation. » (1)

Si des soins immédiats ne sont pas donnés à la malade, les vomissements cessent, la pâleur s'accentue, les muqueuses se décolorent, les extrémités se glacent, le pouls se sent à peine, puis les mouvements respiratoires diminuent de fré-

(1) Schwart et Hepp, *in* Le Dentu et Delbet.

quence et d'amplitude et la mort survient au bout de quelques heures.

Quelquefois un caillot viendra oblitérer la lumière du vaisseau ulcéré et arrêtera l'écoulement de sang. Mais tout danger n'est pas pour cela écarté, car, même si l'hémorragie ne recommence pas, une péritonite peut survenir les jours suivants et emmener la malade.

DIAGNOSTIC

Le diagnostic de cette grave complication des fibromes présente parfois de grandes difficultés.

La douleur intense et subite, les phénomènes de péritonisme peuvent en imposer au début pour une appendicite, un étranglement herniaire ou une perforation gastro-intestinale ; c'est à cette dernière hypothèse que l'on s'arrête dans le cas de Clarke. On pourra penser également à la torsion d'un kyste de l'ovaire, surtout si la malade déclare avoir constaté de l'augmentation du volume du ventre. Mais l'absence des symptômes propres à chacune de ces affections et la constatation d'une anémie suraiguë (petitesse du pouls, décoloration des muqueuses, etc.) devront faire songer à une hémorragie interne grave.

Il sera plus difficile, parfois même impossible, de remonter à la source de l'hémorragie. On invoquera tout naturellement la cause habituelle de ces accidents, c'est-à-dire la grossesse extra-utérine ; c'est même le seul diagnostic qui s'impose si l'on ignore l'existence d'un fibrome. Mais si les anamnestiques, le toucher vaginal ou le palper abdominal (très difficile) permettent de soupçonner la présence d'une tumeur, on devra rechercher avec plus de soin les signes de grossesse, et dans le cas où ils feraient défaut conclure à la rupture d'un sinus ; le traitement est du reste identique dans les deux cas.

Le début de l'hématocèle pelvienne rappelle avec moins de fracas celui de l'inondation péritonéale ; son diagnostic prête donc aux mêmes considérations. Lorsque l'hématocèle est constituée, lorsqu'elle est devenue affection chronique, il faut la distinguer de la pelvipéritonite, qui a un début moins brusque, des tumeurs ovariques, des salpingites, moins médianes, de l'utérus gravide rétrofléchi, qui n'est pas ainsi que dans l'hématocèle « enchâssé au centre de la tuméfaction » (1).

Là encore la constatation d'un fibrome permettra seule de remonter à la cause de l'hémorragie.

---

(1) Pozzi. — Traité de Gynécologie.

PRONOSTIC ET TRAITEMENT

L'étude que nous venons de faire nous permet d'envisager le pronostic des hémorragies dans les cas de fibrome comme des plus graves. Si, dans les formes cataclysmiques, on n'intervient pas à temps, l'issue est presque fatalement mortelle ; mais lorsque l'épanchement est enkysté, la guérison est possible. On peut donc presque dire que, pour une femme exposée à la rupture d'un sinus veineux, un péritoine malade constitue une sauvegarde.

Dans ce cas le pronostic est encore sérieux. En effet, en mettant à part un retour offensif de l'hémorragie qu'il faut toujours redouter, l'hématocèle peut suppurer, et même lorsqu'elle évolue normalement vers la résorption, la présence d'adhérences dans le pelvis peut être plus tard la cause de douleurs tenaces. Enfin on doit toujours tenir compte de la présence du fibrome et de son pronostic propre.

C'est pourquoi nous pensons que, quelle que soit la variété d'hémorragie, épanchement diffus ou enkysté, l'intervention par la laparotomie s'impose. Dans les cas d'inondation péritonéale, sa nécessité et son urgence ne sauraient être discutées ; dans les hématocèles pelviennes, c'est aussi la méthode de choix, puisque, tout en mettant la malade à l'abri des complications possibles, elle permet l'extirpation du fibrome, extirpation qui sera probablement nécessaire un jour ou l'autre.

Ce n'est que dans le cas où l'intervention chirurgicale serait refusée qu'on aurait recours, soit à la colpotomie ou au traitement purement médical par le repos et les injections chaudes.

La laparotomie n'offre rien de particulier ; l'incision faite, on évacuera rapidement le sang et les caillots et on pratiquera suivant les cas, soit l'hystérectomie, soit la myomectomie ; on se livrera ensuite à une toilette soignée de la cavité abdominale que l'on renfermera en suturant plan par plan.

Il ne faudra pas négliger les moyens médicaux pour combattre l'anémie : éther, caféine, huile camphrée, etc. On pratiquera pendant et après l'opération des injections de sérum artificiel auquel on aura ajouté quelques milligrammes de sulfate de strychnine.

Si l'intervention a été précoce on verra au bout de quelques jours l'état général s'améliorer, les forces revenir peu à peu et on aura souvent le plaisir d'assister à une véritable résurrection de la malade.

CONCLUSIONS

I. Les fibro-myomes utérins, habituellement pauvres en vaisseaux sanguins, présentent parfois une vascularisation très développée.

II. Par suite de conditions circulatoires défectueuses, ou sous l'influence de causes encore inconnues, les veines superficielles se dilatent et leur paroi s'amincit.

III. Une augmentation passagère de la tension sanguine peut amener la rupture d'un sinus et déterminer ainsi une hémorragie.

IV. Suivant l'état du péritoine l'hémorragie est diffuse ou enkystée, diffuse et grave dans un péritoine sain, enkystée et bénigne si des adhérences existent déjà.

V. La théorie de la rupture ou de l'avortement tubaire comme cause de l'hémorragie interne est un défaut dans les cas que nous avons rapportés.

VI. La laparotomie est le traitement de choix.

BIBLIOGRAPHIE

Bastard. — Thrombose veineuse dans les fibromes. Thèse de Paris, 1882.

Batuaud. — Hémorragies dans les fibromes. Thèse de Paris, 1890-91.

Bell et Clarke. — Angiomatous fibromyoma uteri. J. Obst. et Gynec. brit. Emp. London, 1906, pag. 348.

Cestan. — Hématocèle pelvienne intra-péritonéale. Gazette des Hôpitaux, 1896.

Clarke. — Intraperitoneal bleeding from a uterine fibroïd, with acute distension of the abdomen. Lancet, 1907.

Coffin. — Complications des fibromes. Thèse de Paris, 1888-89.

Cruveilhier. — Anatomie pathologique, tom. IV.

Devalz. — Varicocèle tubo-ovarien. Thèse de Paris, 1858.

Duplay et Reclus. — Traité de chirurgie.

Duncan. — Edimb. med. journal, 1867.

Freund. — Ueber complicationem der Uterusmyom, speziell über Varicosität und Necrose. Centralblatt f. gyn., pag. 1042.

Gusserow et Zweifel. — Lehrbuch der Gebürtshülfe IV Aüflage.

Guillot. — Fibrome sous-séreux pédiculé, avec apoplexie de la tumeur. Bulletin de la Société anatomique, Paris, 1898.

Labadie et Legueu. — Traité de Gynécologie.

Laroyenne et Soller. — Lyon Médical, 1882.

Lawson Tait. — Traité des maladies des femmes.

Martin. — Normandie Médicale, 1897.

Mermet. — Bulletin Soc. anat., Paris, 1896.

Pellanda. — La mort dans les fibromes utérins. Thèse de Lyon, 1904-05.

Perrier. — Des hémorragies intra-péritonéales dans les cas de fibromes utérins. Thèse de Lyon, 1903-04.

PÉAN. — Diagnostic et traitement des tumeurs abdominales, tom. III.

PILLET. — Bulletin Soc. anat., 1897.

PIQUAND. — Les dégénérescences des fibromes de l'utérus. Thèse de Paris, 1905-06.

POIRIER. — Anatomie.

POLLOSSON. — Hémorragie intra-péritonéale au cours d'un fibrome sous-séreux. Lyon Médical, 1904.

— Rupture d'un sinus veineux dans la cavité utérine. Lyon Médical, 1905.

PONCET. — Dictionnaire encyclopédique des sciences médicales. Art. « Hématocèle », 1886.

POZZI. — Traité de Gynécologie.

RICHET. — Anatomie, pag. 988.

ROKITANSKY. — Lehrb. der pathol. Anatomie, 1841, III, S. 484.

SCHWARZ et HEPP. — In Le Dentu et Delbet.

SCHAUTA. — Lehrbuch der gesammten Gynäkologie, pag. 187.

SNEGUIREFF. – Des hémorragies de l'utérus. Moscou.

STEIN. – Uber todliche, intra-peritoncale Blutungen bei Uterusmyom. Monatsschrift für Geburtshülfe und Gynäkologie. Berlin, 1905.

STEINBÜCHEL. – Ueber Komplikationem der Uterusmyome, speziell über Stieltorsion mit schwerer innerer Blutung. Wiener klinische Wochenschrift, 1905.

VEIT. – Handbuch der Gynäkologie. Berliner klin Woch., 1897.

SERMENT

En présence des Maîtres de cette École, de mes chers condisciples, et devant l'effigie d'Hippocrate, je promets et je jure, au nom de l'Être suprême, d'être fidèle aux lois de l'honneur et de la probité dans l'exercice de la Médecine. Je donnerai mes soins gratuits à l'indigent, et n'exigerai jamais un salaire au-dessus de mon travail. Admis dans l'intérieur des maisons, mes yeux ne verront pas ce qui s'y passe ; ma langue taira les secrets qui me seront confiés, et mon état ne servira pas à corrompre les mœurs ni à favoriser le crime. Respectueux et reconnaissant envers mes Maîtres, je rendrai à leurs enfants l'instruction que j'ai reçue de leurs pères.

Que les hommes m'accordent leur estime si je suis fidèle à mes promesses ! Que je sois couvert d'opprobre et méprisé de mes confrères si j'y manque !

www.ingramcontent.com/pod-product-compliance
Lightning Source LLC
LaVergne TN
LVHW020044170826
845678LV00001B/417
* 9 7 8 2 3 2 9 6 8 7 2 8 5 *